ESSAI

SUR

L'INSÉPARABILITÉ

DE LA MÉDECINE ET DE LA CHIRURGIE

PAR J.-M. PUGET

Docteur Médecin des Universités de Paris et de Turin
Membre correspondant de la Société d'Instruction médicale (hygiène interne et externe)
des hôpitaux de Paris
ex-Protomédecin de la province du Faucigny
Membre correspondant de l'Académie royale de Savoie
et de la Société médicale de Chambéry.

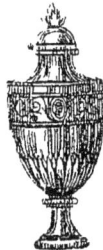

CHAMBÉRY

CHEZ PUTHOD, IMPRIMEUR-LIBRAIRE.

—

1851

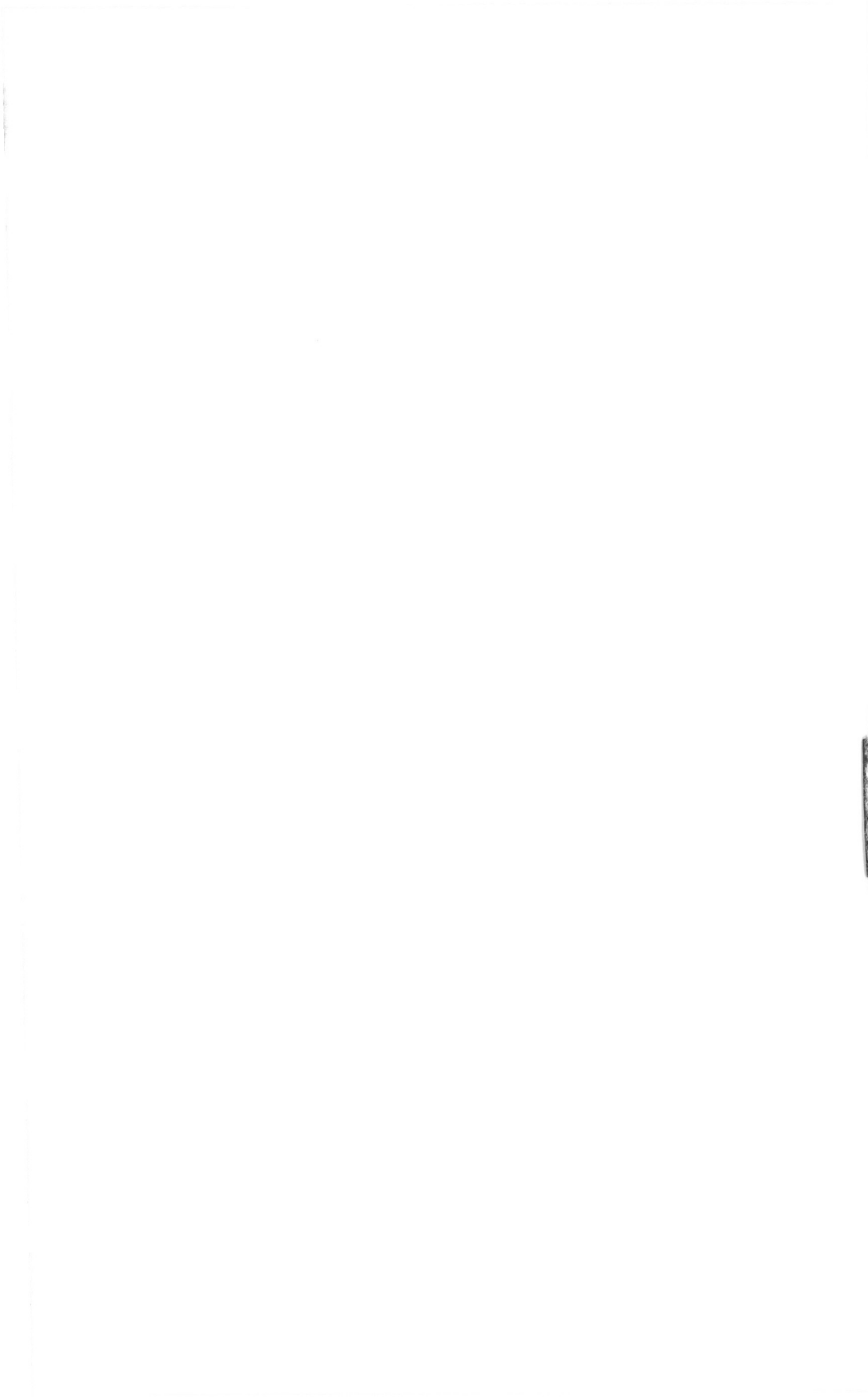

ESSAI

SUR

L'INSÉPARABILITÉ

DE LA MÉDECINE ET DE LA CHIRURGIE

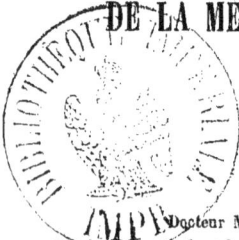

PAR J.-M. PUGET

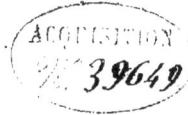

Docteur Médecin des Universités de Paris et de Turin
Membre-correspondant de la Société d'Instruction médicale (hygiène interne et externe)
des hôpitaux de Paris
ex-Protomédecin de la province du Faucigny
Membre correspondant de l'Académie royale de Savoie
et de la Société médicale de Chambéry.

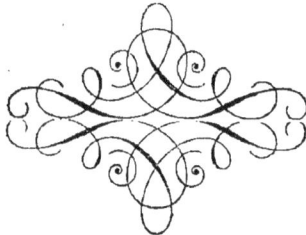

CHAMBÉRY

CHEZ PUTHOD, IMPRIMEUR-LIBRAIRE.

1851

DE L'INSÉPARABILITÉ

DE LA MÉDECINE ET DE LA CHIRURGIE

PRÉAMBULE

On convient généralement qu'il est peu de sciences qui puissent se glorifier d'une origine plus ancienne et plus noble que la médecine. Notre premier père, après sa chute, sujet à toutes les infirmités humaines, dut nécessairement être le premier médecin, celui de sa compagne et de toute leur famille.

Quand l'antiquité reconnaissante érige des autels à cet art, alors réputé divin, et prétend lui assurer un trône dans le ciel, le sens de cette hyperbole n'est point équivoque : les premiers peuples, en immortalisant ainsi leur vénération pour cette science, proclament hautement à tous les âges le prix infini qu'ils

y attachent et la confiance sans bornes qu'ils y con-
sacrent.

Nous voyons d'ailleurs, dans l'histoire des premiers
temps, que les médecins étaient aussi les héros, les
monarques, les prêtres ou les patriarches, les philo-
sophes et les conquérants. Dans ces temps illustres, la
saine raison conservait encore la plénitude de ses
droits : rien n'était encore parvenu à diviser ce que
la nature avait uni.

On voit qu'alors, en effet, la médecine et la chirurgie, ces deux sœurs également chères à l'humanité, n'étaient jamais séparées. La même personne et
la même intelligence présidaient à leurs opérations,
et l'on ne croyait guère qu'il pût jamais exister entre
elles une distinction de rang ou d'identité. Eh! qu'im-
porte qu'une maladie affecte l'intérieur ou l'extérieur
de mon corps! mes membres me sont-ils moins chers
que mes viscères? Est-il plus important et plus glorieux d'ingérer une liqueur médicinale dans les en-
trailles d'un malade, que d'appliquer un baume salu-
taire sur ses plaies? Faut-il moins de prudence et de
discernement pour injecter quelques atômes d'acide
prussique ou quelques gouttes de chloroforme dans
un cancer, qu'il ne faut de sagacité pour les administrer intérieurement contre un tétanos, une phlegmasie
pulmonaire, etc.? Non certes...... Et il faut convenir
qu'il est difficile de concevoir comment on a pu sérieusement séparer la diététique de l'art opératoire.
Quant à nous, il nous paraît que la médecine propre-

ment dite a une connexion si étroite avec la chirurgie, qu'il est comme impossible de pouvoir établir une ligne formelle de démarcation entre elles.

« Désormais, disait souvent dans ses cours M. le professeur Richerand, désormais, rendue à son unité primitive, la médecine, en France, offre à peine de légères traces de ces divisions fâcheuses qui firent si longtemps la joie de ses détracteurs, et mirent obstacle à ses progrès. »

Il est assez généralement reconnu partout que la chirurgie n'étant qu'un auxiliaire, un simple moyen de l'art thérapeutique, ne peut constituer une profession à part ; mais cette partie importante de la science peut à juste droit en être considérée comme le complément nécessaire, et il sera éternellement vrai que le praticien qui demeure inhabile, sinon à la pratique, du moins à la connaissance des opérations chirurgicales, ne peut point être considéré comme médecin, dans la plénitude de l'expression.

Tant de prolixes débats suscités à ce sujet, et surtout les progrès modernes de la science et de la société, ne devraient-ils pas enfin tout concilier, conformément aux vœux de tous les vrais amis de l'humanité? Que si aujourd'hui je me permets de proposer encore quelques vues qui peuvent avoir trait à ce genre de conciliation, ce ne sera toutefois pas sans pressentir l'incapacité où je suis de le faire avec l'érudition et la lucidité que mérite un tel sujet. Que puis-je dire, en effet, après que l'éloquence et la philosophie ont ici tour à tour fait sonner si haut leurs sublimes réclamations et leurs magnifiques promesses?

Mais à quoi attribuer l'insuccès de telles leçons parmi nous? Le blâme ne pourrait-il point raisonnablement en être attribué, dans nos Etats en particulier, au défaut d'une bonne législation sur la matière? La chose paraît indubitable. On sait bien que si les meilleures lois ne peuvent pas toujours atteindre le sublime du but proposé, du moins elles y affilient, et en persistant on peut, sinon atteindre la perfection, du moins en approcher.

Pourquoi en ceci n'imiterions-nous pas nos progressistes voisins? Il est notoire qu'en maintes circonstances nous leur avons aussi servi de modèle, ne fût-ce que sous le rapport du perfectionnement de la langue française par l'illustre Vaugelas. Or, on sait qu'en France les candidats visant au doctorat, soit pour la médecine, soit pour la chirurgie, jusqu'au cinquième examen inclusivement, sont indistinctement instruits et interrogés sur les mêmes matières : seulement, à la cinquième et dernière épreuve, et pour la thèse inaugurale qui la suit, on propose une série de questions et un sujet qui ont plus spécialement trait ou à la médecine ou à l'art opératoire, selon le titre que veut obtenir l'élève, et la branche de l'art à laquelle, par inclination ou par circonstance, il pense vouloir se livrer plus particulièrement.

Voici l'ordre des études universitaires que les élèves aspirant au grade de docteur, soit en médecine, soit en chirurgie, sans distinction, doivent suivre dans toutes les facultés de la République :

1° Anatomie et physiologie ;

2° Pathologie interne et externe ;

3° Chimie, physique, histoire naturelle appliquée à la médecine et à la pharmacie ;

4° Hygiène, matière médicale, thérapeutique, médecine légale et toxicologie ;

5° Accouchements, médecine opératoire, spécialités ;

6° Clinique interne et externe, pathologie générale, histoire de la médecine et thèse.

D'où l'on peut conclure que chez nos voisins, qu'on ne taxera certes pas de mauvais goût en fait de bonnes théories, la médecine et la chirurgie marchent sur le même rang l'une que l'autre, et sont soumises, à peu de chose près, aux mêmes exigences scientifiques et aux mêmes formalités universitaires.

Nous voyons aussi que, dans le congrès médical qui eut lieu à Paris en novembre 1845, et auquel plus de 4,000 praticiens avaient adhéré, le même ordre scholastique fut reconnu comme le plus convenable à tous égards.

Disons par digression que, dans cette assemblée solennelle, on s'imposa d'abord un règlement approuvé par l'autorité ; puis on divisa en douze séries toutes les questions qui devaient être discutées. Ces questions furent distribuées à douze commissions, formées en partie de médecins de la capitale et de délégués de médecins des départements. Or, voici quelques-unes des principales conclusions qui y furent adoptées et qui, ce nous semble, ne figureraient point mal dans nos facultés officielles :

1° Pour la plus grande utilité de la science et de l'humanité, diviser l'enseignement médical entre des facultés et des écoles préparatoires ;

2° Il est indispensable qu'il y ait plusieurs facultés ;

3° Les écoles préparatoires doivent devenir entièrement universitaires ; elles conféreront après examen, à leurs élèves ayant pris la huitième inscription en médecine, un certificat d'aptitude, sans lequel ceux-ci ne pourront prendre de nouvelles inscriptions ;

4° Le congrès exprime le vœu que les officiers de santé reçus et ayant exercé durant cinq ans, soient autorisés à se présenter devant une faculté pour obtenir, après des examens pratiques sur la médecine et la chirurgie, le titre de docteur ;

5° Tout membre appartenant légalement au corps médical dans l'État, a le droit d'enseigner les sciences médico-chirurgicales. Cet enseignement libre ne confère aucun grade ; il soutient seulement des opinions et vient en aide à l'enseignement officiel.

Ne serait-il pas fort à désirer qu'il y eût également plusieurs facultés dans nos états ? Ainsi, outre celle de Turin, les villes de Gênes, Cagliari, Nice et Chambéry devraient aussi avoir la leur ; les autres villes pourraient obtenir des écoles préparatoires.

Ajoutons transitoirement que la nomination des

professeurs dans les facultés de médecine, dans les écoles préparatoires, dans celles de pharmacie, dans les écoles vétérinaires, comme pour tous les agrégés ou collégiés, devrait toujours avoir lieu, comme en France, par la voie du concours public. Bien entendu qu'une condition immuable pour les élèves serait toujours l'obtention de deux diplômes : l'un de bachelier ès lettres et l'autre de bachelier ès sciences physiques, préalablement à toute première inscription, soit dans une faculté, soit dans une école préparatoire.

Au surplus, il faut espérer et espérer beaucoup de notre gouvernement. Si le pouvoir législatif, depuis deux ou trois ans, n'a presque point pu sortir de certaines questions ecclésiastico-politiques, financières et commerciales ; si jusqu'ici aucun règlement définitif sur l'instruction publique n'a pu encore être promulgué, ce n'est point au pouvoir exécutif qu'il faut s'en prendre ; ce n'est qu'à l'instabilité de l'état politique de nos voisins : d'où résulte une préjudiciable irrésolution dans nos Chambres. Ce n'est principalement qu'à ces malencontreuses circonstances qu'il faut attribuer le délai indéfini de l'élaboration d'une loi sur l'instruction publique, mais plus spécialement encore sur tout ce qui concerne l'organisation de l'enseignement et de la police médicale.

Après cette digression, peut-être trop longue, empressons-nous de revenir à notre sujet. J'ai divisé ce petit travail en trois parties : la première est déduite de l'histoire, la deuxième est tirée de la théorie, et la troisième ressort de ma pratique.

PREMIÈRE PARTIE

HISTOIRE

En parcourant successivement les principales époques des progrès de l'art de guérir, on trouve presque partout cette convenance, ce rapport intime, cette heureuse alliance qui rendent les attributs de la médecine inséparables de ceux de la chirurgie.

Les écrits des principaux personnages qui figurent dans ces époques indiquent assez, comme nous allons le voir, l'unanimité de leurs suffrages à cet égard.

1° Hippocrate, cet écrivain merveilleux, né en Cos l'an du monde 3440, et qui parcourut une carrière de 109 ans, coordonne tout ce que l'antiquité de son temps pouvait lui offrir de plus sage sur la médecine universelle, l'enrichit admirablement de ses expériences et de ses découvertes : *de epidemicis, de fracturis, de ulceribus, de officina medici*, etc. [1], et

---

[1] Ce père de la médecine regardait les frictions de la peau comme un remède souverain et presque universel dans la pratique. On trouve aussi dans tous les anciens ouvrages théoriques la description de son *ambi*, machine qu'il inventa et dont il se servait pour réduire l'humérus luxé en bas.

élève ainsi toutes les branches de l'art à ce degré
sublime de gloire qui lui a si justement mérité la vénération des siècles, et sur lequel nous avons encore
si peu enchéri. [1]

[1] Depuis l'oracle de Cos, nous devons néanmoins proclamer officielle-
ment comme une série de perfectionnements et des plus belles découvertes :

1° Le mécanisme de la circulation : Guillaume Harvey, 1619 ;

2° Le fébrifuge par excellence, soit le *quinquina*, au milieu du XVIIe
siècle ;

3° La vaccination : Jenner, 1794.

4° Les différences des tissus qui composent les organes : Bichat, Bé-
clard ;

5° Les sympathies qui les lient : Willis, Ruysch, Georget, Tomma-
zini, Barthez ;

6° Les traces pathologiques de l'intérieur des cadavres : Prost, Cru-
veillier ;

7° L'analyse, la synthèse, les différentes affinités chimiques des corps,
avec les modifications de ces mêmes affinités dans l'économie vivante,
qui ont enfin fait justice de tant de prétendus spécifiques accrédités par
l'empirisme, par les préjugés et le charlatanisme : Fourcroy, Chaussier,
Pinel, Magendie, Orfila ;

8° L'attention spéciale et rigoureuse de tous les maîtres de l'art sur l'a-
natomie et la physiologie pathologiques pour élaguer toute opinion sys-
tématique et ne plus baser la théorie que sur des faits : Morgagny, de
Haller, Serres, Corvisart ;

9° Cette importante vérité : que la nature de la fièvre ne consiste point
essentiellement dans une effervescence générale de toute l'économie pour
opérer la coction des humeurs crues qui corrompent la masse des liquides; mais bien, pour l'ordinaire, dans une irritation, une affection pri-
mitivement locale et particulière d'un organe quelconque; que toutes ou
presque toutes les fièvres *essentielles* des auteurs se rapportent à la gastro-
entérite, qui même parfois peut exister sans douleur locale; le type de
ces fièvres peut être simple ou compliqué de céphalite, myélite, etc. :
Broussais ;

10° Qu'il est toujours dangereux de ne pas s'opposer dès le début aux

2° Celse, venu de la Grèce dans la capitale du monde, sous Auguste, Tibère et Caligula, nous trace avec tant de précision et d'élégance l'histoire médico-chirurgicale, que son savoir et son style l'ont à juste

progrès de l'affection fébrile, et toujours illusoire d'attendre une *crise* tel ou tel jour déterminé : *id.* ;

11° Que les maladies chroniques rentrent toutes dans le domaine des affections aiguës, dont la durée plus ou moins prolongée établit seule la différence, et dépend d'une idiosyncrasie particulière ou d'un traitement inapproprié : *id.* ;

12° La désuétude de l'opération du trépan et la proscription d'une infinité de machines compliquées (appareil de douleurs), qu'un vieil usage avait consacrées pour le traitement des fractures, et où le simple repos et la situation convenable du membre peuvent ordinairement suffire : Dupuytren ;

13° Les nouveaux et admirables procédés pour opérer la cataracte : La Payronie, Morand, Boyer ;

14° La taille : Côme ; la lithotripsie : Heurteloup, Civial ; la staphilo-raphie : Roux ; les fistules lacrymales, les anus artificiels, les cancers au nez, aux lèvres, à la langue, aux seins, aux testicules, et poursuivis le long du trajet des carotides, des sous-clavières et jusque dans les profon-deurs des plèvres et du bassin ; des ligatures portées sur des vaisseaux jusqu'au voisinage du cœur, où pour jamais ils semblaient être inaccessi-bles à nos instruments : Larrey, Dupuytren, Roux, Rey, de Chambéry ;

15° Les merveilleux progrès de l'analyse végétale : émétine, brucine, quinine, strycnine : Pelletier, Caventon, Desfosses, Calloud ; acide prus-sique : Scheel, Robiquet ; extrait de noix vomique : Magendie ; morphine : Desrosne ; solanine : Desfosses ; delphine, gentianin : Henry ; l'iode : Coindet ; digitaline : Homollë ;

16° Les moyens de désinfecter l'air, les appartements, les vêtements et même les tissus organiques, des miasmes méphitiques et délétaires dont ils peuvent être infectés.

Pour cela, mêlez 2 onces d'acide sulfurique à 66 B., et 1 once d'eau ; placez sur des cendres chaudes, projetez par pincées 2 onces de nitre purifié et pulvérisé. (Smith.) — Ou bien : mêlez 10 onces de chlorure de sodium (sel marin), 3 onces de byoxide de manganèse et 6 onces titre fait proclamer l'Hippocrate des Latins et le Cicéron des médecins. Ses œuvres sont divisées en huit livres, dont les quatre premiers traitent exclusivement de la médecine, tandis que dans les quatre autres, notamment le septième et le huitième, l'auteur s'occupe plus spécialement de la chirurgie.

Voici l'adage de ce médecin philosophe : *Atque ubi se diviserunt (medicus chirurgusque) eum laudo qui quamplurimum scientiœ percipit. (Cels., prœf. lib. 7.)*

3° Gallien, ce prodige de lumières médico-chirurgicales et philosophiques, quitte Pergame, où il était né l'an 131 de l'ère chrétienne, et où il mourut âgé de 79 ans. Il vint ensuite à Rome, où l'avait appelé Marc-Aurèle; il y exerça avec tant d'éclat la médecine, la chirurgie et même la pharmacie, que les autres médecins, jaloux de ses succès, les attribuent à la magie et l'obligent enfin à quitter cette ville.

---

d'eau, où l'on ajoute 6 onces d'acide sulfurique à 66 B., pour une pièce de 120 mètres. (GUYTON DE MORVEAU.)

17° L'analyse et la synthèse des 4 éléments des anciens, aujourd'hui déjà portés à 52, outre les éléments impondérables : calorique, lumière, électricité, magnétisme;

18° L'oscultation par le stéthoscope : Laënnec, 1820;

19° Les moyens anasthésiques par l'éther et surtout par le chloroforme, 1847 : Morton, Jokson et Simpson, en Amérique; Liston, en Angleterre; et enfin Magendie, Dubois, etc., en France;

20° L'ergot : Wiggers, Wepser, de Candolle; et l'ergotine dans l'obstétrique et comme moyen hémostatique : Bonjean; et peut-être aurons-nous bientôt à signaler sérieusement l'homœopathie, 1810 : Hahnemannh; l'hydrothérapie : Fleury; et le magnétisme, dont quelques enthousiastes racontent de petites merveilles.

Dans la collection de ses œuvres (*Galeni opera omnia*, in vol. ccc, ou *Venitiis* vi, vol. in-fol.), on distingue spécialement : son ingénieux traité des bandes, son ouvrage sur la saignée, et surtout son intéressante méthode, inconnue jusqu'alors, de guérir les blessures des traits empoisonnés. [1] Donc Gallien, ce héros de la médecine, pratiquait également et la chirurgie et la médecine.

Erasistrate et Hérophile, médecins distingués de ces premiers âges, marchaient parfaitement sur ses traces. Dignes émules de leur illustre maître, ils portèrent aussi des premiers le scalpel de la science sur les cadavres humains, ouvrirent par là la porte de la physiologie pathologique, et fournirent les premiers aperçus lumineux sur les affections internes et pour un grand nombre d'opérations chirurgicales.

4° Depuis Gallien, et surtout depuis la prise d'Alexandrie par les Sarrasins, en 641, sous la conduite d'Amrou, vice-roi d'Égypte, jusqu'au xe siècle, l'histoire ne nous offre que ténèbres, ignorance et barbarie. Sur la fin du viiie siècle parait néanmoins la fameuse école de Salerne ; mais la funeste influence des mystifications d'une scolastique absurde et ridicule dont elle s'enveloppe vient bientôt en enrayer et même en paralyser jusqu'aux moindres apparences de progrès.

---

[1] Une des grandes maximes de Gallien était de toujours sortir de table avec un reste d'appétit.

D'ailleurs, les interminables controverses des mages en Perse, des brahmes aux Indes, des kedris en Turquie, des lamas en Tartarie, des bonzes en Chine et au Japon, des corybantes en Phrygie, des Curètes en Grèce, des pastophores en Egypte, des druides en Gaules, qui tous alors étaient aussi les médecins dans leur contrée respective, comme les jonas le sont encore aujourd'hui en Floride. Les prestiges allégoriques de tous ces personnages, disons-nous, font subir à la médecine le même sort qu'à la doctrine d'Aristote, en ternissent la gloire, en anéantissent tout l'éclat.

Au surplus, par une espèce de fanatisme outré, on sait que les Arabes omettent constamment les maladies des femmes, et que par surcroît d'infortune pour la science, outre qu'en 1163 le concile de Tours, en sanctionnant cette sage mais trop fameuse maxime : *Ecclesia abhoret à sanguine*, avait déjà commencé d'établir entre la médecine et la chirurgie, au moins une légère ligne de démarcation, c'est qu'en 1215 l'Eglise, dans le quatrième concile de Latran, qui fut le onzième concile œcuménique, vint encore renchérir sur cette sentence par celle-ci : *Ne illam chirurgiæ partem subdiaconus vel sacerdos exerceat quæ adustionem vel incisionem induit.*

Ainsi, quoique ce fût sans doute pour de plausibles et justifiables motifs que l'Eglise usait de ces mesures, comme alors il n'y avait pour ainsi dire que les prêtres qui fussent lettrés, ces dogmes ne laissèrent pas de porter une atteinte funeste à l'unité de la médecine, et même de lui faire faire un pas rétrograde.

5° En 1507, Benivenius, cet attentif observateur de la nature, et Vésale, l'anatomiste, frayent en Italie une route qui conduit Ambroise Paré à immortaliser la chirurgie française. Les œuvres de cet homme extraordinaire, qu'on trouve divisées en 28 livres, in-folio, 4e édition, Paris, 1585, sont un chef-d'œuvre chirurgical, et où néanmoins toutes les parties de la science sont traitées et soumises avec une égale sagacité au creuset d'une mâle et profonde observation. [1]

6° Les xviie et xviiie siècles virent paraître un grand nombre de célèbres médecins : d'abord Fabrice d'Aquapente, très distingué par ses ouvrages sur l'anatomie, sur la médecine et la chirurgie, et qui fut enfin surnommé le physiologiste; ensuite Marc-Aurèle-Severin, si connu par ses *Tres libri de Medicina efficaci qua herculea quasi manu armata cuncta mala proteruntur;* Guillaume Arvey, déjà mentionné et

---

[1] Au rapport de Brantôme, Paré, premier chirurgien du roi, suivit les armées françaises en Italie et s'y acquit une telle réputation que sa présence seule dans une déroute suffisait pour rallier les phalanges et les porter à tout braver. Cette haute renommée l'arracha des bras de la mort dans l'affreuse nuit de la Saint-Barthélemi, où il échappa seul aux terribles poursuites exercées par ordre de son souverain, Charles IX ; car celui-ci, l'ayant fait venir le soir dans sa chambre, l'enferma dans sa propre garde-robe.....

Ambroise Paré fut le premier qui, dans les amputations, substitua la ligature immédiate des vaisseaux à l'épouvantable cautérisation par la poix bouillante.

qui, par l'exacte découverte de la circulation, en
1619, découverte qui n'avait été qu'entrevue aupa-
ravant par Servet, devint le flambeau de la science :
*Exercitatio anatomica de motu cordis et sanguinis in
animalibus; Francforti,* 1653, *in-4°;* Ruisch, non
moins célèbre tant par ses admirables injections que
par ses *Adversariorum anatomico-medico-chirurgi-
carum; decad. tres in-4°; Amsterdam,* 1717.

En 1776, Barthez, digne successeur de Sauvage,
et qui s'attacha si fort à faire revivre la doctrine et
tous les principes d'Hippocrate sur l'art de guérir,
illustrait la faculté de Montpellier. Les ingénieuses
nomenclatures pyréthologiques de Selle à Berlin, de
Stall à Vienne, de Culen à Edimbourg, qui ont donné
une si heureuse impulsion aux sciences médicales,
généralement conciliées, parurent à peu près à la
même époque.

7° Sans le double attribut de l'art, l'éminent savoir
des deux Monro, des deux Hunter, celui de Douglas,
de Pott, de Cooper en Angleterre ; celui de Franck
en Danemarck, de Linnée en Suède ; celui de Moli-
netti, de Bertrandi et Moscati, en Italie, les aurait-il
si facilement élevés au glorieux point d'illustration où
l'Europe savante se plait encore à les contempler?

Le savant et profond de Haller était médecin et
chirurgien distingué. Sa physiologie, son *Hippocratis
opera genuina* en particulier, l'attestent. Et ce qu'il
y a de remarquable à son sujet c'est que, quoique
fort pusillanime pour opérer, sur le vivant du moins,

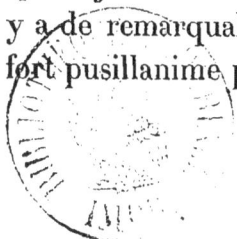

2

il s'était mis à même de connaitre parfaitement tous
les moyens, même les plus difficiles de le faire, comme
il nous l'apprend lui-même par ce passage plein de
naïveté :

« Et si chirurgica cathedra per septem decem annos
« mihi concredita fuit ; et si etiam in cadaveribus
« difficillimas administrationes chirurgicas frequenter
« ostendi, non tamen unquam vivum hominem inci-
« dere sustinui, nimis ne nocerem veritus. » (*Bibliot.
chirurgica*, t. II, in-4°; 1775.)

L'illustre J.-L. Petit, que les historiens appellent
le héros de la cinquième époque chirurgicale ; le célèbre Desault, qui réunit tous les suffrages de la sixième [1], auraient-ils, à la fin du xviiie siècle, sans ces
mêmes vues philosophiques, si avantageusement par-
tagé la gloire de l'art en France ? Ce fut de l'école
merveilleuse de ce dernier surtout que sortit le labo-
rieux et fécond Bichat, qui, riche de lumières anato-
mico-physiologiques, avait comme abandonné la
chirurgie, pour réédifier le domaine de la médecine.
Sa conduite prouve aussi de la manière la moins
équivoque combien, suivant l'opinion de Boerhaave
(*Methodus studii medici*, etc.), combien l'étude et
même la pratique de l'art chirurgical sont indispensables à celui qui veut marcher avec sécurité dans les
sinueux sentiers de la médecine considérée dans la
plénitude de son essence.

[1] RICHERAND, *Nosograph. chir.*, tome 1er, éd. 1808.

Les condisciples de Bichat, entre autres Portal, Béclart, Corvisart, Boyer, Vauquelin, Sue, Larrey, Chaussier, Fourcroy, Récamier, Pinel, Alibert, jusqu'à Richerand, Dupuytren, Broussais, etc., qui tous, pendant plus de cinq ans ont été nos maîtres, nous ont constamment édifié sur l'unité de la médecine. Ces illustrations concouraient encore, en 1810, à constituer l'école de Paris, dont les membres actuels, dignes successeurs des mêmes célébrités, forment encore, sans contredit, une des premières universités du monde.

Hé bien! empressons-nous de dire qu'il est pourtant notoire qu'aucune de ces notabilités n'est demeurée étrangère, sinon à la pratique, du moins à la théorie de l'art intégral qui nous occupe. Leurs différents écrits, qui servent encore de guides à tous les praticiens du jour, en font foi.

On voit en effet, par ce rapide tableau chronologique, une opinion formelle, constante et unanime, diamétralement opposée au démembrement de la science médicale. Tous ces patriarches de l'art de guérir, préalablement pourvus de cette éducation que requièrent toujours les hautes sciences, soumis ensuite sans restriction aux différentes épreuves de toutes les parties de ce même art, l'ont évidemment professé ou le professent encore dans toute sa plénitude.

Je ne veux point inférer de là qu'avec un tel degré d'instruction, quelques-uns des anciens n'aient pu quelquefois se consacrer spécialement à celle des deux

parties vers laquelle ils se sentaient plus particulièrement entraînés par goût, par leurs moyens ou la
nécessité de certaines circonstances. Je suis même
très éloigné de blâmer ceux qui, de nos jours, et
dans les mêmes positions, suivent encore cet exemple.
Les progrès de l'art, l'agrandissement de ses posses-
sions, l'occurrence des grands rassemblements, et par
conséquent la surcharge des cas pathologiques, autant
que l'insuffisance individuelle et le penchant prédi-
lectif de chacun, peuvent autoriser certains médecins
à suivre telle ou telle branche de la diététique. Mais
il n'en est point ainsi pour l'immense majorité des
praticiens qui, comme nous, se trouvent journellement dans l'impérieuse nécessité de pratiquer indistinctement toutes les branches de la thérapeutique.
C'est ce qui sera clairement démontré dans la troisième
partie de cet opuscule. En attendant, disons encore ici
deux mots qui auront trait à quelques-uns des graves
inconvénients qui peuvent résulter du démembrement
de la théorie. Et d'abord, dans l'enseignement partiel,
la plupart des élèves, comme on l'a remarqué, n'ap-
prenant que ce qui leur est indispensablement nécessaire pour subir les formalités rigoureusement atta-
chées à leur réception, négligeant d'approfondir tous
les principes de la science absolue, ne peuvent que
végéter ensuite et décréditer aux yeux du public un
partage qu'ils ont alors usurpé contre tous les droits
de l'humanité. Ensuite, n'est-ce pas cette licence abu-
sive et d'autres analogues qui sont la source de ces

essaims de charlatans de toute espèce qui, sous les noms frivoles de médecins ou chirurgiens, oculistes, dentistes, renoueurs, herniaires, bandagistes, pédicures, etc., s'affichent honteusement dans tous les carrefours, inondent les provinces d'impostures, lacèrent indignement la science par toutes sortes d'entreprises téméraires, et portent ainsi un coup mortel à la véritable science ?

Qu'on n'objecte pas que certaines pratiques de clinique chirurgicale seraient avilissantes pour l'homme de l'art : partout on trouve des infirmiers et des aides intelligents capables de suppléer le maître dans tout ce qui pourrait blesser les convenances ou la délicatesse.

Espérons donc que le bienfait de l'inséparabilité du double attribut de notre art ne tardera pas à être apprécié et compris, d'abord par l'autorité législative, et qu'ensuite le pouvoir exécutif le fera bientôt proclamer et à jamais naturaliser dans nos provinces.

En attendant, rendons une justice éclatante à tous les savants qui, sans partage, ont illustré l'intégrité de l'art médico-chirurgical, et concluons en répétant ce bel axiôme de Celse : *Atque ubi se diviserunt (medicus chirurgusque) eum laudo qui quam plurimum (scienciœ) percipit.*

DEUXIÈME PARTIE

THÉORIE

· 1° L'*ostéologie*, ou l'examen des os ; la *syndesmo-logie*, soit le traité des liquides ; la *myologie*, ou l'étude des muscles ; la *névrologie*, soit la connaissance des nerfs ; l'*angéologie*, ou traité des vaisseaux ; la *splancnologie*, soit la science des viscères ; enfin l'*adenologie*, l'*arthrologie*, la *condrologie* et la *dermatologie*, ayant pour but la connaissance des glandes, des articulations, des cartilages et des téguments communs (anatomie synthétique), anatomie générale et coalisée des parties pour un but commun dans les fonctions de l'économie, et anatomie analytique, descriptive, ou simplement intuitive : toutes ces parties, disons-nous, ne doivent-elles pas être étudiées et connues ? ne doivent-elles pas rigoureusement faire l'apanage et du médecin, n'employât-il que des re-

mèdes internes, et du chirurgien, qui joint à l'opération de la main les moyens fournis par l'hygiène et
la pharmacie?

Ignorer les *circumfusa*, les *applicata*, les *ingesta*,
les *excreta*, les *gesta* et les *percepta* (hygiène), qui
constituent les six choses que l'école a improprement
appelées non naturelles, ne serait-ce pas une incohé-
rence, une anomalie et un déficit impardonnable à
l'un comme à l'autre?

La physiologie, cette belle science de la vie ou de
toutes les fonctions qui s'exécutent dans le sanctuaire
de l'économie animale, est-elle moins indispensable à
tout praticien qui tient à exercer consciencieusement?

En effet, tout dérangement physique, toute altération organique, toute lésion des propriétés vitales,
doivent mériter son attention et faire l'objet de ses
études.

L'étiologie, qui détermine les causes; la symp-
tomatologie, qui traite des symptômes; la nosologie,
qui classe toutes ces affections d'après leurs affinités;
la séméïotique, qui en spécifie les signes et les indications; le diagnostic, qui isole la maladie de toute
autre par des caractères particuliers; le prognostic,
qui en prédit l'événement (pathologie); l'art de guérir, ou du moins de soulager (thérapeutique), science
devenue art par ses trois moyens : la médecine ou la
diététique, soit l'hygiène ou les six choses non naturelles; enfin la chirurgie et la pharmacie, tout ici
n'est-il pas incontestablement de la dernière impor-

tance pour l'homme de l'art, médecin ou chirurgien?
Ce lien qui les unit, indispensable dans la théorie ou
l'enseignement, n'est-il pas presque toujours de ri-
gueur dans la pratique?

Quelles inductions certaines peut effectivement dé-
duire de l'état du pouls, de l'inspection de la langue, de
la chaleur, de la respiration, de l'altération particulière du *facies*, de la dyspnée, des auscultations sté-
thoscopiques et des percussions sur les cavités splanch-
niques, de la couleur des urines, de l'aspect de la
coenne phlébotomique, des spasmes, des névroses
cérébrales, de la lésion des apétences naturelles et des
sens ; quelles inductions positives peut tirer, disons-
nous, de tous ces prodromes ou signes précurseurs,
celui qui, étranger à l'anatomie et à la physiologie
pathologiques, sans esprit d'analyse, s'étant borné à
des études partielles des éléments, ne s'est point formé
d'exactes notions, du tronc, des extrémités et généralement de tout le corps humain, en ignore les rapports, le mécanisme et les fonctions?

Des idées confuses, indécises et vacillantes sur les
causes et l'invasion des maladies ; de graves équivo-
ques touchant les symptômes, de lourdes méprises
dans le diagnostic et le prognostic, une honte perpétuelle et des malheurs incalculables pour résultats,
tels sont les déplorables mais nécessaires conséquences
d'une étude aussi frivole.

2° Existe-t-il des maladies chirurgicales, à propre-
ment parler? Non, certes, pas plus que des maladies

pharmaceutiques. La chirurgie, comme la pharmacie, ne fournit essentiellement à l'art que des moyens : d'où il est aisé, ce me semble, d'apprécier la véritable nature de la chirurgie, et de saisir ses rapports directs avec la médecine.

Ajoutons, si l'on veut, que le caractère distinctif du médecin opérateur se réduit assez bien à cette antique et judicieuse définition : « Le chirurgien est, ou du « moins doit être cet homme que des études anato- « miques plus approfondies, l'habileté de la main et « une grande fermeté d'âme rendent capable d'appli- « quer le fer et le feu pour guérir certains maux « rebelles aux secours ordinaires de la médecine. » *Quæ medicamenta non sanant, ferrum sanat; quæ ferrum non sanat, ignis sanat; quæ autem ignis non sanat, insanabilia sunt.* (Hip., 5, 8, *aphor.* 6.) Ce qui, comme on le voit, est loin d'établir une ligne de démarcation entre les deux principales branches de l'art sanitaire.

3° La pratique dans les vastes cités, dans les grands hôpitaux, apanage exclusif d'un certain nombre d'entre nous, pourrait néanmoins, comme nous l'avons déjà dit, faire adopter une préférence absolue, quant à l'exercice, ou pour la médecine ou pour la chirurgie. L'immensité de leur domaine respectif peut même militer en faveur de ce système; mais un semblable principe sera toujours hors de propos pour la généralité.

En effet, si l'on voit tous les jours dans les centres

populeux ceux qui veulent entièrement se livrer à la chirurgie être obligés de traiter toutes espèces de maladies, comment la majorité des médecins qui pratiquent hors de ces vastes cités pourront-ils s'abstenir au moins d'un grand nombre d'opérations chirurgicales? Il sera donc toujours vrai que le médecin exclusif, isolé et à plusieurs lieues d'un chirurgien, sera fort embarrassé dans le cas, par exemple, d'une chute où il y a fracture ou déplacement des os, sans que ceux qui réclament son ministère puissent s'en douter, comme j'en ai vu plusieurs cas dans ma pratique. (Voy. 3me partie.)

Que pourrait encore le médecin dédaigneux des opérations dans un cas de violentes coliques, où les assistants n'ont point d'abord pu soupçonner une hernie, qu'il s'agit de réduire ou d'opérer sans délai par l'instrument? Il en serait encore de même dans le cas d'une fièvre inflammatoire pernicieuse, d'une péripneumonie, d'un accouchement imprévu, d'une phlegmasie quelconque, où le prompt secours des saignées et des applications manuelles appropriées sont si impérieusement indispensables.

Au surplus, supposons que le malade habite au fond d'une vallée lointaine, jusqu'à sept ou huit lieues du domicile du praticien qu'on requiert, et à une égale distance de tout autre homme de l'art, comme cela m'est encore arrivé plusieurs fois dans nos vallées alpines, hé bien! ici tout médecin devient inutile au malade, si celui dont il invoque l'assistance se trouve inhabile à lui faire promptement une saignée, à le sonder, s'il y a rétention d'urine, etc., etc., seuls remèdes qui peuvent l'arracher à une mort imminente.

Supposons encore un lieu plus fortuné en ressources : en recourant à l'habileté d'un confrère chirurgien, par exemple, qui ne sent que le médecin se place alors honteusement avec lui dans un rapport de dépendance ? ou qu'en affectant une ridicule supériorité, un refus, excusable peut-être, pourrait irrévocablement compromettre les jours du malade, trop souvent, hélas! mis en péril par la substitution d'un remède qui, de non-efficace, devient bientôt funeste.

D'ailleurs, combien d'autres opérations aussi urgentes et aussi délicates que celles dont nous venons de parler, doivent être d'une exécution immédiate ? La ligature d'une artère lésée, l'extraction d'un corps engagé fortuitement ou témérairement dans une des ouvertures naturelles : dans le nez, le pharynx, les yeux, les oreilles, l'urètre, l'anus, etc. ; la réduction d'un fragment du crâne, fracturé à la suite d'une chute, d'un coup reçu ; le redressement d'un fœtus en fausse position dans la parturition, etc., ne sont-ce pas là des cas qui ne peuvent, pour l'ordinaire, admettre aucun délai, sans s'exposer ou à sacrifier certains malades, ou du moins à leur faire courir les plus funestes chances ? Le médecin appelé pour conjurer ces sortes de dangers avouera-t-il son insuffisance ? Prescrira-t-il des remèdes insignifiants pour déguiser sa coupable nullité ? mais alors comment s'en justifier devant sa propre conscience et les hommes experts dans l'art ? Que penser donc de ces médecins qui restent étrangers à la connaissance des opérations que nous venons de signaler et d'une infinité d'autres dont la pratique ne peut être différée ? Que penser, d'autre part, de ces chirurgiens uniquement renfermés dans les étroites limites qu'on leur assigne ? Ces derniers ne commettront-il pas nécessairement d'impardonnables quiproquo dans les prescriptions internes : asphyxies, empoisonnements, etc.?

Il est donc incontestable que la science médicochirurgicale est une dans son essence, dans sa théorie ou son enseignement, une généralement dans l'application et la pratique ; donc il sera éternellement vrai qu'un tableau analytico-nosographique dressé d'après les connaissances actuelles de l'anatomie, ainsi que de la physiologie-pathologique, et qui, sans exception, embrasserait tous les genres de lésions dont l'économie humaine peut être susceptible, serait, à n'en pas douter, la plus précieuse production qu'on pût mettre sous les yeux de nos adeptes.

TROISIÈME PARTIE

PRATIQUE

Si notre propre expérience peut trouver place ici et y être de quelque influence pour prouver l'inséparabilité de la médecine et de la chirurgie, puissions-nous encore ainsi, par une narration simple et concise, arriver à ce but, et démontrer en même temps la valeur de quelques autres vérités utiles. Qu'au préalable on veuille bien excuser la rudesse de notre langage : ce n'est pas en décrivant des cas pathologiques qu'on peut adopter un style élégant et fleuri.

Quoi qu'il en soit, ni la terrible lance qui traverse et sauve Phalérius sur le champ-de-mars, où, en désespéré, il cherchait un terme à ses maux (Pline); ni l'horrible poison du dénaturé Phraate, qui, contre son attente parricide, délivre son père Hirodès, roi des Parthes, d'une hydropisie mortelle (Plutarque);

ni enfin le vieux Sénèque, écrivant du mépris des richesses sur des tables d'or, ne nous serviront ici de modèle, *ne quid nimis.* Sachant d'ailleurs que le pathos des expressions tue souvent la vérité, nous nous contenterons de rapporter quelques observations simples tirées de notre pratique, et que nous croyons propres à démontrer que nous avons foi en cette belle maxime : .... *artem experientia facit, exemplo monstrante viam.* (Marc., lib. 1, v. 63.)

1re Observation. — M. D., sous-préfet dans le département du Jura, en congé depuis quelques semaines à deux lieues de notre ville, âgé de trente-cinq ans, d'un tempérament vulgairement dit bilioso-sanguin, d'une forte et heureuse constitution, avait requis mon ministère pour des frissons et une forte indigestion qu'il avait éprouvée la veille (15 mai), et contre lesquels on avait provisoirement administré un vieil élixir purgatif, qui produisit de violentes coliques et même tout le cortége d'une superpurgation.

A mon arrivée, je trouvai le malade dans un état phlogistico-gastrique, dont voici les symptômes : pouls plein et redondant, langue rubantée sur les bords et blanchâtre au centre, bouche amère, yeux étincelants, facies animé, peau rouge, alternativement sèche, brûlante et en forte moiteur, bouffées de chaleur, céphalalgie sus-orbitaire des plus intenses, anorexie, nausées, soif momentanée, douleurs et constrictions épigastriques, urines ardentes, rouges et peu copieuses, somnolence par intervalle, point de sommeil réel, anxiétés : saignée copieuse à couenne inflammatoire, et le lendemain, quatorze sangsues, dont sept aux tempes et sept à l'épigastre, limonade nitrée, eau de poulet, lavements émollients (apyrexie complète). Le surlendemain, 19, mêmes symptômes, sauf qu'ils sont moins prononcés. La partie moyenne de la langue était devenue jaunâtre et plus humide, la céphalalgie, les nausées et la douleur épigastrique étaient moins intenses. Cependant il y avait eu horripilations, coliques, etc. La veille : vésicatoire à la nuque, fomentations émollientes sur le ventre et les extrémités pelviennes, lavements anodins. Et, pour souscrire aux vives instances du malade et des parents, un léger vomitif d'ipéca fut concédé pour le lendemain, 20. Quelques heures après l'effet de ce remède, exacerbations violentes, gonflement et battements très marqués des carotides et des temporales ; coliques, jusqu'à ma troisième visite, 21. Nouvelle saignée, infusion de feuilles d'oranger, de fleurs d'althéa et de tilleul laudanisée et édulcorée avec le sirop de gomme, et parfois acidulée avec l'acétate d'ammoniaque, 16 grammes par litre, ou par quelques gouttes d'acide sulfurique.

Dans la nuit suivante, nonobstant la saignée, il y eut une hémorrhagie nasale copieuse qui fut suivie d'environ trente heures de calme. Le 23, lors de ma quatrième visite, quelques-uns des principaux symptômes, entre autres les frissons, les sueurs et les maux de tête, avaient reparu : tisane mucillagineuse, et pour tout aliment, eau de poulet et de veau continuée pendant trois jours consécutifs. Le 26, les paroxismes fébriles se manifestant toujours à des heures fixes, quoique avec moins de violence, et les coliques ayant cessé, l'état de la langue et du pouls annonçant une diminution notable de l'irritation interne, nous eûmes recours à l'écorce du Pérou, comme fébrifuge, d'abord en infusions et en clystères, soir et matin pendant deux jours, puis en pilules de l'extrait résineux de cette substance : quatre pilules deux jours consécutifs encore, chaque pilule de vingt centigrammes. La quinine alors n'était point encore connue.

Dès la fin du mois, quinzième jour de l'invasion, amendement notable et progressif : la fièvre a cessé, l'appétit s'est déclaré, les nuits sont devenues bonnes, et à part un peu de constipation, que nous étions loin de considérer comme de mauvais augure, et que cependant nous fîmes combattre au besoin par des lavements appropriés et quelques légères doses de tisane royale, le malade, au 8 juin suivant, avait complètement recouvré la santé.

D'après les symptômes signalés ci-dessus, il nous paraît assez évident que nous avions affaire ici à une affection qu'on désignait jadis sous le nom de fièvre inflammatoire intermittente (Selle, Stahl, Hoffmann, etc.), et que Pinel appelle, avec plus de logique et de philosophie, fièvre angioténique à type intermittent. En effet, outre l'état phlogistique général du sujet, les centres cérébraux-spineux paraissaient fortement participer à la perturbation des fonctions naturelles, du moins sous le rapport des phases pyrexiques intermittentes. Ce qui d'ailleurs compliquait encore le cas, c'était une véritable gastrite, déterminée par l'élixir drastique, puis ensuite exaspérée par le vomitif administré quand même ou nonobstant l'opinion contraire du médecin.

Quoi qu'il en soit, tout esprit compétent et exempt de prévention conviendra aisément que dans cette circonstance les moyens phlébotomiques, les préparations ou prescriptions épispastiques et autres analogues, ici d'un emploi si rigoureusement urgent et extemporané, auraient pu devenir nuls et même funestes au malade, si l'on avait différé de les lui administrer jusqu'à l'arrivée d'un aide (chirurgien), chimériquement prétendu nécessaire, et dont l'apparition, à raison de l'éloignement, aurait nécessairement été trop tardive.

Du reste, le malade, naturalisé français, voulait être traité comme en France, où, disait-il, tout praticien gradué est en mesure d'opérer au besoin.

On sait d'ailleurs que la plupart des familles, quelque fortunées même qu'elles soient, aiment bien volontiers faire de leur médecin un confident intime, un conseiller, un ami ; mais qu'alors, et pour de bonnes raisons, outre la dépense, que personne n'aime faire de simple gaîté de cœur, et sauf dans quelques cas exceptionnels d'une consultation motivée, elles ne

se soucient guère d'en mettre plusieurs en concur-
rence, et de les initier tous indistinctement dans les
mystères privés, de crainte qu'il ne puisse être fait la
moindre injure à cette vénérable légende du caducée
d'Hippocrate : *Prudens magis quam loquax.....*

2me OBSERVATION. — Il y a quelques années que je
fus demandé pour Schmidt (Georges), souffleur aux
verreries de Salles. Cet homme, âgé d'environ cin-
quante ans, d'une constitution vraiment athlétique,
porté à de fréquents excès d'eau-de-vie, habitué jadis
à de périodiques saignées, qui depuis plusieurs années
n'avaient point été pratiquées, omission qui, consé-
quemment, l'avait rendu sujet à de fréquentes diar-
rhées coliquatives bénignes ; cet homme, dis-je,
éprouve tout à coup, à la suite d'une débauche de
cabaret, des coliques atroces avec turgescence et té-
nesmes qui lui faisaient jeter les hauts cris et exécuter
des contorsions affreuses.

En outre, depuis vingt ans ce malheureux portait
à une jambe un ulcère énorme toujours entretenu par
les écarts de son intempérance, par le feu des four-
naises et par la position verticale exigée par l'exercice
de sa pénible profession. La source de cet exutoire,
jusque-là en perpétuelle suppuration, venait d'être
subitement tarie et desséchée. Les cuisses, et surtout
le scrotum, présentaient de grandes taches d'un rouge
violacé, avec enflure considérable. L'oppression était
inquiétante, le pouls dur, serratil et fréquent.

Telle était, depuis quarante-huit heures, la situation alarmante à laquelle Schmidt était en proie : escarrotiques énergiques sur l'ulcère, ensuite cataplasmes émollients, liniments camphrés, avec addition de quinquina en poudre, sur les bourses, sur les cuisses et les jambes ; fomentations émollientes et narcotiques sur le ventre, et lavements de même nature ; puis à l'intérieur : — *ol. ricin.*, une once et demie ; *gum. arab.*, demi-once ; *laudan. liq.*, un scrupule ; *syrup. chicor.*, une once. — Potion prise en deux doses, à demi-heure d'intervalle : déjections alvines très copieuses d'un sang d'abord coagulé, noirâtre, comme carbonisé, et ensuite d'un rouge vermeil. Après en avoir ainsi perdu de deux à trois livres en deux heures, le pouls se maintenant toujours fort élevé, je lui en tirai encore de dix à douze onces au bras, et le laissai alors, après un séjour de trois à quatre heures, dans un mieux très sensible.

Avant mon départ, je recommandai d'abord les boissons douces, délayantes et mucilagineuses ; puis, dès le lendemain, les mixtures progressivement rendues plus toniques au moyen de kino, de cachou, de l'élixir acide aromatique de Brugnatelli, et enfin édulcorée avec précaution par le sirop de morphine. Les clystères et les fomentations furent continuées comme ci-devant. On remarqua du sang dans trois ou quatre selles encore, mais d'autant moins que ces évacuations vinrent plus tard, dans les douze heures consécutives à mon départ. Les coliques s'étant insensiblement apaisées, la suppuration ayant reparu à la jambe., Schmidt fut délivré, et put reprendre son travail le huitième jour dès le début de son affection.

Outre la distance de ce lieu, enclavé dans les défilés d'affreuses montagnes, la complication pathologique de ce cas, le discernement de ce qu'il offrait d'idiopathique et de symptomatique, la combinaison et l'administration des ressources thérapeutiques ne portent-elles point ici jusqu'à l'évidence à quoi est dû le salut actuel de cet infortuné, voué indubitablement et presque sans délai aux horreurs d'une mort affreuse? Que serait-il effectivement devenu, si, après l'avoir vu en qualité de médecin, incapable de le sauvegarder contre de foudroyantes congestions sanguines dont le danger paraissait si imminent, on l'eût laissé là jusqu'à l'arrivée d'un phlébotomiste, etc. ?

3me Observation. — Il y a quelques années encore, le nommé Tappaz, laboureur à Etaux, d'un âge avancé, était atteint d'un énorme sarcocèle (il pesait au moins un kilo) que je réussis à guérir par excision, et dont j'écrivis une histoire détaillée qui doit être insérée dans un recueil que rédigeait alors un de mes confrères. Cet homme, après plus de deux ans d'un rétablissement complet, mourut victime d'une hémorrhagie dentaire qu'il s'était occasionnée lui-même en s'arrachant avec des tenailles, et de nuit, une grosse dent molaire.

4me OBSERVATION. — M. F., archiprêtre dans la province du Genevois, âgé de soixante-onze ans, présentait un cas semblable, qui avait résisté à tous les dérivatifs et à tous les dissolvants, tant internes qu'externes, et préconisés, lui avait-on dit, comme de merveilleux spécifiques. Après plusieurs mois de cruelles souffrances et différents traitements infructueux, il se décida à l'opération, que je lui pratiquai le 14 octobre 1831. Cet ecclésiastique survécut douze ans à cette opération, et mourut dernièrement d'une dysurie qui ne se manifesta que deux ans après l'extirpation du testicule. Mais, chose assez remarquable, dans cette dernière affection, où il y avait paralysie de la vessie, le malade, pendant près de huit ans, fut obligé de porter constamment une sonde de gomme élastique, que je renouvelais de temps en temps ; et nonobstant cette infirmité, il célébrait et voyageait impunément, du moins en voiture.

5me OBSERVATION. — Le sieur V., d'un âge mûr, portait aussi, depuis près de deux ans, un douloureux sarcocèle qui pesait plus d'un demi-kilogramme, et dont je le débarrassai par extirpation, il y a plus de quinze ans. Dès lors, il a toujours joui et jouit encore de la plus brillante santé.

Je ne prétends point, par ces trois derniers exemples, faire trophée d'un succès qui souvent dépend plus du degré de la maladie que de la dextérité de la main. Néanmoins, l'opération nécessitée par une dia-

thèse carcinomateuse, telle que celle des trois cas
dont nous venons d'esquisser l'histoire, sera toujours
classée, par les suites formidables qui peuvent l'ac-
compagner, parmi les plus importantes et les plus graves opérations de l'art.

Or, maintenant je demande quelle satisfaction pourrait se flatter d'obtenir en pareil cas, et dans tout
autre analogue, le semi-praticien, le médicastre ab-
solu dans ses maximes routinières, qui, pour le redire,
borné à la connaissance partielle et trop superficielle
du corps humain, ne pourrait point procéder à un
examen rigoureux des causes prédisposantes et occa-
sionnelles, tant internes qu'externes, à celui de l'état
des cordons, des glandes corrélatives et de leurs an-
nexes? Sur quelles bases pourrait-il gravement asseoir
son diagnostic et son prognostic? Sur quelles garan-
ties sa probe conscience reposerait-elle ensuite quand,
faute de quelques indispensables saignées et à défaut
des remèdes véritablement appropriés, tant pour
l'intérieur que pour l'extérieur, les victimes de son
insuffisance réclameraient à grands cris les droits
sacrés de la morale, de la religion et de la science
qu'il aurait ainsi profanées?

6ᵐᵉ Observation. — Jeanne Levet, jeune fille de
dix-huit ans, domestique dans une des communes
de la banlieue de la Roche, fit une chute du sommet
d'un arbre haut de plus de trente pieds. On vint incontinent réclamer mes soins. Etant absent, je ne pus

savoir précisément de quoi il s'agissait. J'arrivai
néanmoins bientôt auprès de la malade. La perte des
connaissances, un pouls petit et caprisant, une respiration stertoreuse, toute l'habitude du corps recou-
verte d'une sueur froide, une plaie considérable sur
le crâne, la luxation, ou plus probablement la fracture des deux premières vertèbres lombaires, et con-
séquemment l'immobilité des extrémités inférieures :
tels furent les premiers symptômes qui s'offrirent à
mon examen.

La saillie et l'effrayante crépitation de la région des
lombes m'inquiétaient. Dans cette grave occurrence,
je priai les maîtres et deux des parents, qui étaient
accourus, de me faire assister par un honorable chirurgien dont le domicile n'était qu'à demi-lieue de là.
On s'y refusa formellement, sous prétexte que cette
malheureuse n'était qu'une indigente domestique qui
ne pourrait en supporter les frais. Je ne pus donc
point les y déterminer, quelque pressantes que fussent mes instances....

Quelques gouttes d'éther et des frictions stimulantes
commencèrent à la ranimer et rétablirent la respiration
et le pouls ; ensuite la terrible réduction des vertèbres,
la position convenable, le pansement de la plaie et
une saignée furent les premiers moyens administrés.
A ma seconde visite, vingt-quatre heures plus tard,
je vis d'abord que la connaissance, la respiration et
l'état du pouls s'étaient considérablement améliorés ;
mais un examen plus attentif me fournit des données

certaines sur l'insensibilité presque complète des extrémités inférieures et sur la double paralysie du rectum et de la vessie. Ce dernier organe, extrêmement dilaté par les urines, distendait fortement toute la région hypogastrique : cathétérisme, nouvelle saignée, frictions irritantes, injections, clystères stimulants; et pour le lendemain, bouillon rendu laxatif par une once d'huile de ricin.

Malgré mes explications aux assistants sur la situation grave de cette fille et sur la nécessité des évacuations alvines, on me congédia jusqu'au huitième jour. J'appris alors que, depuis quelques heures, il s'effectuait des déjections presque habituelles, tant des urines que des matières fécales, et qu'il y avait sensations obtuses et fourmillements incommodes des extrémités inférieures.

Voilà bien l'*occasio præceps* du père de la médecine, et son *judicium difficile*, auquel il faut ajouter *luctuosum (judicium)*, sans perdre de vue son *experimentum periculosum*....

Au dixième jour, la malade ayant été transférée à quelques lieues de là, chez ses parents, y succomba après une quinzaine de jours.

7ᵐᵉ OBSERVATION. — En juin 1847, une pauvre veuve, mère de famille, âgée d'environ quarante ans, de la même commune, fit également une chute des plus hautes branches d'un cerisier. La paralysie complète des extrémités inférieures et de la vessie, qui en fut le résultat, réduisit cette femme à une condition presque identique à celle dont nous venons d'ébaucher l'histoire.

Mais, chose peut-être unique, c'est que trente heures après l'accident, me trouvant appelé chez cette femme pour lui pratiquer le cathétérisme, je compris qu'il s'agissait, sous peine de mort pour cette infortunée, de trouver un moyen de pouvoir au besoin renouveler cette dégoûtante opération ; or, parmi ses enfants, au nombre de cinq ou six, se trouvait une fille de quinze ans, dont les sentiments et l'intelligence étaient certes de beaucoup au-dessus de son âge ; elle s'offrit aussitôt pour soigner sa mère, et saisissant comme par enchantement la véritable manière de sonder son sexe, lui ayant laissé une algalie, elle s'en servit adroitement pendant près de trois ans, durant lesquels elle put avoir le bonheur de prolonger l'existence de celle qui lui avait donné le jour.

Le décubitus dans la même attitude, et surtout la paralysie du rectum et du réservoir urinaire, qui donnèrent ici lieu à des fistules et à des ulcérations épouvantables, hâtèrent singulièrement la fin fatale des deux malheureuses qui font l'objet de ces deux dernières observations.

Quiconque jugera sans partialité de ces deux cas et d'une infinité d'autres semblables qui se rencontrent journellement dans la pratique, appréciera bientôt l'importance de l'inséparabilité des sciences sanitaires, et se rangera sans peine sous les couleurs rationnelles de l'intégrité de l'art, suivant ainsi le sentier de la vérité, qui proscrit si sévèrement aujourd'hui de toutes parts les préjugés, les hypothèses et les paradoxes.

8ᵐᵉ Observation. — J'espère que la nature et l'importance réelle de l'observation suivante pourront en faire excuser la trop grande étendue.

Le 2 janvier 1826, Pierre-Marie B......, tailleur et cultivateur dans un des hameaux de nos environs, âgé de trente-cinq ans, d'un tempérament sanguin, reçut dans une rixe deux coups de couteau, dont l'un à la tempe gauche, qui fut sans conséquence ; mais l'autre, porté entre le rachis et l'omoplate droite, sur la cinquième côte sternale, comptant de haut en bas, pénétra assez avant dans la poitrine pour y intéresser gravement l'organe de la respiration, tellement que le blessé se mit incontinent à cracher du sang, et qu'on s'aperçut bientôt, par une espèce de gargouillement, que l'air s'échappait avec force par la plaie.

Tels furent les renseignements que m'en donnèrent ceux qui furent les témoins oculaires de cette scène tragique, et en particulier ceux d'un de mes honorables confrères, devant la porte duquel l'acte se commit, et chez lequel B...... reçut d'abord, pendant trois jours, tous les soins qu'on crut lui être nécessaires. Dès lors, ce médecin les lui continua seul dans une autre maison.

Dans la soirée du douzième jour de l'accident, les

parents vinrent me solliciter avec instance d'aller voir ce malheureux, afin d'aviser, disaient-ils, à quelques moyens de lui sauver la vie.... D'après la délicatesse et les égards requis, j'en fis aussitôt prévenir ce praticien, qui voulut bien assister à mon premier examen, et m'aider par ses lumineux renseignements, autant qu'il le put, à déterminer d'une manière exacte la situation actuelle de B......

Jusqu'au premier moment de cette visite, aucune position favorable à l'évacuation du sang épanché intérieurement n'avait été observée. La plaie thoracique n'avait pas été dilatée ; la seringue à syphon recourbé et aspirante n'y avait point été employée ; mais on s'était simplement borné à recouvrir exactement cette plaie de pièces agglutinatives (du sparadrap), sous lesquelles elle s'était presque entièrement cicatrisée sans suppuration.

Le tableau des symptômes suivants, qui s'aggravaient progressivement, donnera aisément un aperçu du travail qui s'opérait, et dont, ce nous semble, le moins clairvoyant ne saurait méconnaître la nature :

Dyspnée, respiration on ne peut plus fétide, suffocations, orthopnée, angoisses et lypothymies effrayantes au moindre mouvement spontané, surtout dans une position horizontale ou couché sur le côté sain ; délire presque habituel, mais notamment au premier instant accordé à un cruel assoupissement, qui le poursuivait sans cesse, sans jamais pouvoir atteindre le repos. Décubitus forcément en supination, mais

semi-vertical ; sentiment de plénitude gravative et
brûlante dans tout le côté droit du thorax ; toux
sèche et violente ; facies alternativement pâle et vul-
tueux ; crachats spumeux et sanguinolents ; extrémités
froides et couvertes d'une sueur gluante : sur le tronc,
une sueur de même nature présentait un caractère de
fétidité vraiment cadavéreuse, notamment sur le côté
droit de la poitrine. Le pouls était fréquent (95 pul-
sations par minute), mais fort déprimé et petit ; constipation, soif inextinguible ; rougeur et aridité de la
langue ; évasement thoracique et saillie de l'hypo-
condre sensiblement plus prononcé du côté blessé.
Du même côté encore, son mat et sourd rendu par la
percussion. La respiration du côté sain était distinctement stertoreuse, suffocante, entrecoupée et sifflan-
te, surtout à l'application du stéthoscope de Laennec.
Si, au contraire, on plaçait cet instrument sur les différents points du côté blessé, la respiration y était
absolument nulle. La pectoriloquie, le tintement
métallique et l'égophonie n'y étaient guère plus sen-
sibles, même à l'aisselle, entre les omoplates et à
l'extrémité sternale de la clavicule.

La fièvre, comme on le voit, était portée au su-
prême degré. Tout, en un mot, semblait concourir
à l'envi pour ravir à B...... jusqu'à la consolation
de pouvoir exprimer ses douleurs, et lui offrir sans
détour l'affreuse catastrophe d'une fin imminente et
prochaine.

D'après des données aussi univoques, mon diagnostic sur un épanchement pectoral du côté droit et l'urgente nécessité d'y donner issue, me parurent de la dernière évidence. Cependant, malgré tous les antécédents et l'unanimité des signes pathognomoniques susmentionnés, mon collègue, qui jusqu'à ce jour avait exclusivement été chargé du malade, ne fut point d'abord de mon sentiment, et je fus obligé d'entrer minutieusement dans tous les détails des symptômes fournis par l'anatomie et la physiologie pathologiques, pour le convaincre et sur l'effusion pectorale, dont il parait qu'il ne s'était absolument point douté, et sur la nécessité de l'empyème qu'elle exigeait ! Tant il est vrai que, parfois, nous sommes tous exposés à payer une part plus ou moins large du malheureux tribut décrété par cet adage : *Errare humanum est.*

Un seul motif, assez puissant à la vérité, pouvait jusqu'à un certain point contre-indiquer une telle opération : c'était la considération des énormes ravages qu'avait nécessairement dû produire sur les plèvres et dans tout le parenchyme du poumon la grande quantité de sang qu'on avait mille raisons de soupçonner s'y être épanché depuis plus de dix jours, et qui, par conséquent, devait y être en pleine fermentation.

Quoique extrêmement tard, conformément à cet axiome de Celse : *Satius est anceps experiri auxilium quam nullum*, nous dûmes, sans hésiter, nous décider à tenter cette dernière ressource, et, soit peut-être

par condescendance pour mon opinion , soit qu'il fût
alors frappé de l'évidence du cas et de l'épouvantable
agonie actuelle de B......, mon estimable confrère
se décida à l'opérer lui-même.

Il est inutile de dire qu'après un si long délai, la
crainte que l'hémorrhagie ne fût arrêtée ne pouvait
mettre obstacle à l'exécution de notre détermination ;
il était six heures du soir, le lendemain matin fut donc
choisi pour y procéder.

On fit d'abord administrer un lavement laxatif ,
puis un bandage de corps, plusieurs compresses, dont
une fenestrée , une bandelette effilée sur ses bords ,
une certaine quantité de charpie , et en cas de lésion
de l'artère intercostale , une petite pelote propre à la
comprimer de dedans en dehors , une seringue à syphon recourbé , deux bistouris , dont un convexe sur
son tranchant , et l'autre boutonné ; puis quelques
sondes , des ciseaux et un flacon d'éther , formèrent
tout le cortége des préparatifs tant internes qu'externes.

Quoique le peu d'embonpoint du malade nous per-
mit aisément de distinguer ses côtes , nous le fîmes
néanmoins incliner du côté sain , afin de mieux les
écarter , les rendre plus saillantes et pouvoir plus facilement les compter. L'intervalle des cinquième et
sixième côtes droites, en comptant de bas en haut ,
un peu plus près du sternum que du rachis , fut
d'abord le lieu que nous choisîmes d'un commun
accord. Tout étant ainsi disposé , je présentai l'instru-

ment à mon confrère qui l'accepta. Alors, d'une voix tremblante et entrecoupée : « Je tiens essentiellement, dit le malade, à ce que ce soit M. Puget qui m'opère. » (Je relate catégoriquement et à dessein cette circonstance et autres, parce que, dans la procédure, on s'était efforcé, quoique en vain, d'en nier ou du moins d'en dénaturer la vérité.)

Touchés de cette confiance du malade, nous déférâmes à son avis. Ayant donc tendu la peau avec l'index et le pouce de la main gauche, et marqué d'un trait d'ongle le lieu choisi, la main droite armée du bistouri convexe, je divisai d'un seul trait, et parallèlement à la direction des côtes, tous les téguments ; puis, ayant fait remonter ceux-ci jusqu'à l'espace intercostal supérieur, je disséquai jusque-là les tissus lamineux adhésifs ; j'y incisai les muscles externes et successivement ceux des deux plans intercostaux, rasant presque, par mon incision, le bord supérieur de la sixième côte, crainte de léser l'artère qui longe le bord inférieur de la septième. Arrivé à la plèvre costale, je la divisai avec précaution par une simple ponction. Aussitôt un jet d'un liquide séroso-albumineux s'élança avec force de la cavité. Je portai incontinent l'extrémité de l'index gauche dans cette ouverture pleurique ; puis, glissant le long de ce doigt le dos de la lame du bistouri boutonné, je dilatai cette membrane environ d'un pouce et demi, dirigeant mon instrument d'abord devant moi, puis de dedans en dehors. Environ deux onces du même liquide s'écoulèrent encore.

Notons ici par digression que B...... était sujet à
être atteint de pleurésie, où alors il crachait abon-
damment du sang ; que je l'ai eu soigné moi-même,
cinq ou six ans avant son assassinat, pour une
affection de cette nature, et dans laquelle il ne dut
son salut qu'à de copieuses saignées, à la diète, aux
vésicatoires, et que, n'ayant point perdu de vue cette
notable considération, je n'avais pas manqué de la
signaler, dès la veille de l'opération, spécialement à
mon coopérateur, comme ayant pu produire entre les
deux pleures et le poumon des adhérences assez considérables pour entraver le procédé opératoire.

Examinant alors attentivement l'intérieur, je recon-
nus très distinctement que les deux plèvres adhéraient
de telle manière que, par mon ouverture intrapectorale,
j'étais arrivé dans une espèce de cul-de-sac immédiatement limité par l'adhérence en haut, et n'ayant de
dimension en bas que ce que l'on sait que ces deux
membranes, en partant l'une de l'autre, peuvent en
laisser en se réfléchissant l'une contre le poumon et
l'autre contre les côtes. Sans prolonger mon incision
pleurique, je cherchai d'abord, au moyen du doigt et
autant que la prudence peut ici le permettre, à détruire
cette anomalie adhésive ; mais, remarquant qu'elle
présentait une certaine résistance, je tins le poumon
légèrement refoulé avec l'index et le médius gauches,
et, au moyen du bistouri boutonné, j'essayai de détruire
l'obstacle. Cet expédient, d'une exécution assez difficile, eu égard au rapprochement des côtes, nous obli-

gea d'avoir recours à l'extrémité recourbée d'une sonde de gomme élastique, qui nous servit beaucoup plus efficacement ; car, ayant fait pénétrer cet instrument entre les deux doigts introduits et les deux plèvres, en haut, puis lui ayant imprimé quelques légers mouvements de semi-rotation, aussitôt parurent des flots de matières corrompues, coagulées, couleur lie de vin rouge et d'une odeur infecte. Etant sûr alors d'avoir atteint le foyer principal, nous nous en tinmes là.

On aurait aisément pu, par des injections, par des aspirations de la seringue recourbée, et même par des efforts recommandés au malade, comme pour tousser, vider entièrement la collection purulente ; mais crainte de voir réaliser ici cette terrible sentence du dieu de la médecine : *Empyematici quibus aqua aut pus (sectione) confertim educitur, omnes moriuntur ;* et conformément aux préceptes formels de Van-Swieten et de Morand, de n'évacuer qu'à plusieurs reprises, nous jugeâmes prudent de borner provisoirement là nos moyens d'évacuation. D'ailleurs, en agissant ainsi, nous nous précautionnions contre les syncopes et l'afflux immodéré du sang dans le poumon lésé, où cette congestion aurait pu déterminer de nouvelles ruptures et de graves accidents.

Après avoir placé dans la plaie intercostale une mèche appropriée que nous assujettimes par un bandage de corps, nous terminâmes ainsi notre opération, recommandant au malade le plus scrupuleux silence et le coucher, autant que possible, sur le côté opéré.

J'ai dit ci-devant que ma première incision avait été pratiquée plus près du sternum que du rachis : le motif qui m'y détermina fut une espèce de tumeur ou d'élévation spéciale qu'offrait ce point, et qui en conséquence devenait évidemment pour nous le lieu d'élection désigné par les auteurs.

Voici les conseils de Flajani à ce sujet : « Quando « l'umor contenuto forma una specie di prominenza, « costituisce questa il luogo di obligazione ove devesi « fare l'incisione. »

Pendant toute l'opération, qui dura environ quinze minutes, rien n'ébranla le courage de B....; et, plein d'espérance d'après le mieux-être qu'il en éprouva d'abord, il put bientôt nous en témoigner toute sa gratitude. Nous n'eûmes recours ni à la bouteille élastique de Bell, ni au robinet de M. Récamier, ni même à la vessie de M. Dupuytren, pour empêcher l'air d'irriter l'intérieur : le parallélisme du trajet parcouru par l'incision qui, remarquons-le bien, était sous-cutanée, oblique et ascendante, ayant été interrompu comme à volonté par le replacement naturel des téguments et la simple compression des bandages. Ce moyen, dont je ne reconnais point d'exemple, me paraît réellement précieux pour prévenir l'irritation, et supérieur à tous ceux que les auteurs ont préconisés jusqu'à ce jour pour atteindre ce but.

Dans ma visite du soir, je trouvai que la bandelette effilée avait déjà été expulsée par l'écoulement sanieux. Je me contentai de remplacer cette bandelette par une

tente dont je ramenai les fils extérieurement, simpli-
fiant le plus possible ce premier pansement. Le lendemain matin, le lit du malade fut tellement inondé
de pus, qu'il nous dit en avoir été effrayé pendant
la nuit, à tel point, ajouta-t-il, que prenant d'abord
le flux purulent pour du sang, il avait promptement
appelé du secours ; mais que, bientôt détrompé par
l'événement et surtout par l'inexprimable soulagement
qui en fut immédiatement suivi, la perplexité fit
aussitôt place au calme dans son âme.

En effet, plus de trois litres de ce fluide rougeâtre,
floconneux et toujours d'une odeur plus que repous-
sante, avait flué jusqu'au fond du lit, où l'on put
encore le puiser avec une grosse cuiller de fer. L'évacuation de cet ichor putride s'étant ainsi plusieurs fois
renouvelée pendant les quatre jours consécutifs à
l'opération, je puis approximativement en évaluer le
poids total à sept kilogrammes. Au neuvième jour, on
crut devoir supprimer la mèche, pour ne plus la renouveler. Dès lors, la fluxion alla graduellement en
diminuant, jusque sur la fin, où la plaie ne fluait plus
que par intervalle et comme un seton ordinaire.

Les crachats rouges, sans interruption dans les
trente premiers jours de l'accident, prirent insensiblement un aspect plus foncé et une qualité puriforme
jusqu'à la fin du second mois, où, diminuant considérablement sans jamais cesser d'être spumeux, ils
reprirent à peu près leur caractère naturel.

La diète, dans le commencement, fut sévère. On

eut d'abord recours aux tisanes délayantes, puis aux émulsions gommées, au lait sucré, aux fécules amilacées, et en général les analeptiques mucilagineux furent préférés au régime gras.

Une toux intense et comme intermittente qui, dès les premiers jours, fatiguait singulièrement le malade, et que celui-ci attribuait à la grande quantité d'eau froide qu'on lui avait exclusivement donnée pour boisson les deux premiers jours de sa blessure, afin, disait-il, d'apaiser un feu cruel qui le dévorait, fut notablement mitigée d'abord par l'opération ; cependant l'usage soutenu de cinq centigrammes d'opium brut ou de trois centigrammes d'acétate de morphine en pilules, pour vingt-quatre heures, semblait d'ailleurs puissamment concourir à ce calme. La fièvre, dont les paroxismes sévissaient toujours avec intensité, sur le soir surtout, parut d'abord s'amender sous l'influence de ces mêmes modificateurs ; mais ce ne fut qu'au commencement du troisième mois que quelques doses de sulfate de quinine (quarante centigrammes par jour, et administrés *fracta dosi*), produisirent une apyrexie plus complète.

Il est remarquable qu'au trentième jour de l'accident, dix-septième jour de l'opération, une hémoptysie épouvantable se déclara subitement. Il était minuit ; on m'appelle, j'accours et je trouve B...... inondé de son sang. La respiration était gênée, mais le pouls, quoique petit, se maintenant dur et ferme, sans intermittence prononcée, je ne balançai pas à ouvrir la céphalique brachiale, d'où je tirai encore cinq ou six onces de sang. Les extrémités froides et couvertes d'une sueur froide et visqueuse furent frictionnées ; une boisson tonique, astringente et amère de quinquina, de racines sèches de bistorte et de fraisier, avec quelques gouttes d'acétate de plomb, et édulcorée avec le sirop de fleurs d'oranger, fut administrée par cuillerées en quelques heures, et bientôt tous les symptômes de sinistre présage furent victorieusement conjurés.

Nous attribuâmes cet incident à ce que, la veille, le malade ayant eu plusieurs visites, avait trop parlé, et était resté exposé, quoique la température eût singulièrement baissé (de 0 à — 5), au courant d'air de sa porte laissée ouverte. On fut obligé de revenir à une diète plus sévère, et, après quelques jours d'intervalle, à deux applications de sangsues autour de la poitrine où le malade accusait des points. Ces moyens suffirent pour le tranquilliser et lui rendre l'espoir.

Hâtons-nous, avant de terminer cette histoire, peut-être déjà trop longue, d'ajouter que l'ichor putride qui s'écoulait de la plaie costale, était tellement âcre et corrosif que, par cette seule propriété, il a pu non-seulement s'opposer à toute régénération des chairs, qui alors auraient pu mettre obstacle à son issue, mais que cette humeur, par son acrimonie, s'était encore creusé en arrière une profonde gouttière où le derme était gravement intéressé. Les corps gras seuls pouvaient en apaiser les incessantes cuissons.

Cette fissure finit néanmoins par se rétrécir. Le pourtour de l'exutoire, d'abord également corrodé, se cicatrisa en partie. L'appétit, les digestions, le sommeil se régularisèrent jusqu'à un certain point, si bien qu'au 15 avril, soit trois mois après l'opération, que B...... appelait *sa délivrance*, il eut assez de force pour retourner dans son village; et même, quelques jours après, l'ouverture pectorale parut se cicatriser entièrement.

Pendant les deux premiers des trois mois qui suivirent cette époque, il s'occupa chez lui, quoique en valétudinaire, tantôt à diriger le travail de ses ouvriers tailleurs, tantôt à inspecter les réparations qu'il ordonnait dans ses petites propriétés rurales.

Cependant nous n'avions que peu de confiance dans cette espèce d'amendement, nous défiant un peu du mérite de cet aphorisme d'Hippocrate : « Quicumque « ex morbo laterali suppurantur, si in quadraginta « diebus purgantur à die qua fit ruptio, *liberantur;* « si vero non, ad tabem transeunt. »

Nous savions que B...... était trop passionné pour le vin, pour les autres spiritueux et pour d'autres plaisirs encore...... Nous étions donc fondés (outre l'extrême gravité de son cas), à craindre très sérieusement pour lui. En effet, un mois à peine s'était écoulé dans son nouveau séjour, que ce malheureux me fit demander pour rouvrir ou désobstruer sa plaie latérale, se sentant de nouveau suffoqué, surtout dès que la source de la suppuration s'y était tarie. Une simple sonde de femme me suffit pour cet effet ; et en recommandant à cet homme de tousser, on voyait jaillir par flots le pus de sa poitrine. Plus d'un litre en sortit ainsi avant mon départ.

Un mois plus tard, même opération : même résultat. Toutefois, on me portait de graves plaintes sur l'intempérance du malade. Sa femme en particulier... On l'avertissait ; il promettait tout et ne tenait rien. Dès la fin de juin, une fièvre hectique se déclara et le retint habituellement au lit. Insensiblement les fonctions digestives s'affaiblirent, la toux augmenta. Dans le courant de juillet les chaleurs étaient excessives ; il en était obsédé, et se sentant étouffer dans son lit, il en sortait de temps en temps pour aller respirer l'air à sa fenêtre..... Les extrémités s'infiltrèrent : l'insomnie, la diarrhée, la toux suffocante l'épuisèrent, et il succomba enfin le 2 août, dans un état d'épuisement et de marasme les plus complets.

La justice procédant sur l'attentat commis sur B..., je fus requis, avec mon coopérateur, pour procéder à l'autopsie du cadavre.

Je n'entrerai point dans tous les détails de notre examen ; il suffira de dire que l'extérieur du cadavre n'offrait rien de remarquable, sauf un peu d'infiltration aux extrémités. Puis, si l'on imprimait au tronc certains mouvements oscillatoires, on entendait dans la poitrine un gargouillement distinct et une espèce de crépitation sous la région des côtes droites.

La poitrine ouverte, nous ne fûmes point étonnés

de voir que le poumon droit, correspondant au coup
de couteau décrit, était émacié, fusé et détruit jusqu'aux premières ramifications des bronches. Cet
organe n'offrait plus qu'une espèce de petit moignon
semblable à un chétif morceau d'éponge déchiré,
recélant encore quelques clapiers purulents. Le poumon du côté opposé présentait également, outre deux
notables adhérences aux plèvres costales, de nom-
breux foyers de pus dans son parenchyme. Le péri-
carde et le cœur étaient dans un état naturel. Le bas-
ventre ne nous offrit nulle trace d'inflammation, ni
d'épanchement. Le foie, en particulier, scrupuleuse-
ment examiné et coupé en tous sens, s'est trouvé
d'une intégrité parfaite. Toute la voûte du diaphrag-
me, principalement la partie qui correspondait au
foie, s'est trouvée absolument intègre.

Ayant extrait de la poitrine tous les organes qu'elle
contenait, nous procédâmes à l'examen des parois
costales, et nous trouvâmes que la cinquième côte à
droite, comptant de haut en bas, immédiatement où
avait frappé le couteau du meurtrier, y avait été
d'abord coupée d'une manière complète, mais de telle
façon que l'instrument vulnérant, en pénétrant dans
la poitrine, avait divisé horizontalement le fragment
antérieur de l'os en deux parties égales, dont la supé-
rieure avait été rompue à deux centimètres de sa lon-
gueur, puis enfoncé intérieurement contre les plèvres
et le poumon, toutefois sans s'isoler du reste de ce
fragment costal. Ce semi-fragment, avec le temps,

fut cimenté dans cette position ; si bien qu'ayant extrait toute la portion externe antérieure de la côte, que nous conservons encore, on peut voir que cet os offre ainsi une croix mutilée, c'est-à-dire où il manquerait un bras.

En jetant un regard rétrospectif sur l'accident de B......, on voit de prime-abord que sa blessure était fort grave. Cependant si, dès le principe, les conséquences de cette gravité avaient été appréciées selon les principes de la saine thérapeutique, et conformément aux sages maximes de l'auteur aphoristique, qui nous dit :

Principiis obsta, sero medicina paratur
Cum mala per longas invaluere moras;

Oui, si l'on eût songé plus tôt à opérer ce malheureux, au lieu de l'abandonner, pour ainsi dire, impitoyablement aux périlleuses ressources de la nature, n'est-il pas probable qu'on l'aurait sauvé, ou que du moins la chance de salut pour lui eût été infiniment moins problématique ? Je laisse au lecteur impartial et compétent le soin d'en juger.......

Que penser donc du quiétisme de certains praticiens en pareille occurrence? Ne serait-on pas tenté de croire qu'il suffit d'être saturé d'une stoïque insensibilité ou frappé d'une certaine impéritie dans l'art de guérir pour se croire en droit de pouvoir se jouer impunément de la vie des hommes? Que penser de ces faux adeptes ou pseudo-praticiens qui, contre le droit des gens, n'ont rigoureusement appris de la science que ce qui a pu leur faire donner, ou plutôt extorquer le titre de docteur en médecine, tandis qu'ils ne rougissent pas d'ignorer la plupart des principes de l'anatomie et de la physiologie pathologiques, sur lesquels repose essentiellement toute la thérapeutique?

Concluons donc encore ici que, non-seulement la raison et l'humanité, mais encore la nécessité, qui est la plus impérieuse des lois, proclament évidemment partout, à Turin comme à Paris, que celui-là n'est point véritablement médecin, qui demeure étranger à la connaissance d'une théorie suffisante, et qui par conséquent est inhabile à connaître l'importance et les exigences de l'art opératoire.

9ᵐᵉ Observation. — Une autre observation, dont l'analogie se rattache à la précédente, mais qui peut-être est plus intéressante encore par la complication et la singularité du cas, est celle d'un nommé Jean D......., de la Croix-de-Fer, hameau situé à une lieue du Petit-Bornand.

Cet homme, âgé d'environ soixante ans, atteint simultanément d'empyème pectorale, d'une hernie scrotale simple et d'une hydrocèle, fut opéré de ces trois affections dans l'espace de huit jours. D'abord, dans un premier voyage que je fis chez lui, je pus réduire l'intestin, placer un bandage à ressort et ponctionner le kyste hydraulique. Puis, ayant alors reconnu l'existence de l'empyème, j'en ajournai l'évacuation à la huitaine.

Comme il s'agissait d'un épanchement, qu'on pourrait désigner sous le nom d'extra-intraque pleurique, puisque, depuis environ deux mois, il proéminait un peu plus près du sternum que du rachis, entre les sixième et septième côtes droites, comptant de bas en haut, et que depuis quelques jours D. crachait du pus, je dus, pour la pracenthèse, choisir ce lieu de nécessité, en me conformant à la méthode que donne Volpi : *Convien far l'apertura in qual luogo appunto ove ei appare.*

Plus de quatre litres d'un liquide séroso-albumineux, sans fétidité notable, s'élancèrent d'abord par l'ouverture. Les assistants étaient épouvantés de voir qu'à chaque expiration que le malade faisait, comme pour tousser, ce fluide sanieux jaillissait jusqu'à plus d'un mètre de distance. Cette affection, suite d'une pneumonie chronique, se termina radicalement en quatre mois : seulement il en resta à **D.** une espèce d'asthme et une toux qui, nonobstant, lui ont souvent permis dès lors de supporter impunément à pied une route de plus de quatre lieues, distance de chez lui à la Roche.

Cependant, plus de deux ans après l'opération, une hépatite intense, abandonnée à la nature, et enfin jugée par suppuration, avait produit immédiatement. sous le rebord de la côte inférieure asternale droite, une tumeur saillante que j'ouvris parallèlement à l'axe du corps.

Je me servis ici du bistouri, divisant successivement la peau, les muscles costo-abdominal, ilio-abdo-
minal, et enfin les parois de l'abcès. Il en sortit plus
d'une pinte d'un pus louable, etc. Je plaçai dans
l'ouverture une mèche de linge effilé que sa femme,
attentive au premier pansement, sut parfaitement
renouveler pendant plus de cinq semaines que dura
cette affection.

A cette époque, l'hydrocèle de ce malade nécessita
une seconde ponction qu'il vint se faire pratiquer ici;
et, chose singulière, c'est que, malgré cette infirmité
et son âge, malgré sa hernie et tout ce qui précède,
il m'assura positivement alors qu'il venait d'être père.

J'ai su que, quelques années plus tard, cet homme
était mort, sans qu'on ait pu précisément m'indiquer
à quelle cause on pouvait attribuer sa fin.

10me Observation. — Une dixième observation, qui
peut figurer avec avantage dans ce petit recueil, est
celle dont M. R., de Bonneville, nous offre le frappant
tableau.

Ce négociant, âgé d'environ cinquante-huit ans,
sujet depuis quelques années à de légères mais fréquentes dysuries, surtout après les écarts de régime,
pour peu qu'ils fussent considérables, éprouva tout
à coup, en décembre 1824, à la suite de quelques
excès de boisson, une telle rétention d'urine, que le
col de la vessie en demeura complètement obstrué.
Le cas était d'autant plus désespérant, que déjà cette

obstruction datait de quarante-huit heures, et que
deux de mes estimables confrères, appelés avant
moi, venaient d'y épuiser en vain tous leurs efforts.
On vint m'appeler à La Roche, et l'on avait en même
temps envoyé prendre deux de nos collègues à Genève,
MM. Dufresne et Mayor. Bref, j'arrivai avant eux; il
était minuit, et alors le malade, avec l'accent d'un
affreux désespoir, n'invoquait déjà plus que la mort,
comme l'unique terme à ses maux. Bains, fomentations, lavements, saignées réitérées et toutes sortes de
tentatives pour introduire la sonde dans la vessie,
avaient été inutiles. Je voulus moi-même essayer de
le sonder; mais, eu égard aux grandes douleurs dont
il se plaignait, aussitôt que le cathéter abordait le col
du réservoir urinaire; eu égard encore à la grande
quantité de sang que je remarquai que les efforts infructueux de mes confrères avaient déjà déterminée
par la verge, et craignant surtout qu'on eût ouvert
quelques fausses routes dans le trajet parcouru, je
n'insistai qu'avec beaucoup de réserve, mais toutefois
sans succès. Il était dès lors aisé de comprendre qu'il
n'y avait pas un instant à perdre pour opérer.

Il faut savoir que le commissionnaire qu'on m'avait
envoyé, ignorant complètement le cas et la situation
du malade, ne put exactement m'en instruire. Je me
trouvai donc chez lui sans trocar. Mes collègues
présents n'en ayant point non plus, nous n'eûmes rien
de plus pressé que de renvoyer quelqu'un de Bonneville à La Roche, pour cet objet. Mais, comme de

toutes parts se montraient les plus sinistres présages, et qu'à chaque instant les derniers soupirs de M. R. semblaient errer sur ses lèvres ; sans plus différer, j'imaginai d'aiguiser le bec du mandrin d'une sonde ordinaire de gomme élastique ; je perforai à moitié l'extrémité correspondante de celle-ci, imitant assez le trois-quarts du célèbre frère Cosme. Je préférai ponctionner par le rectum, comme je l'avais vu pratiquer, en 1813, par M. Dupuytren, plutôt qu'immédiatement au-dessus de la symphis du pubis, ou au milieu de l'intervalle qui sépare l'anus de la tubérosité de l'ischion, tendant de là à l'ombilic.

Au moyen de l'indicateur gauche, ayant positivement reconnu la tumeur formée par le bas-fond de la vessie dilatée, et conduit mon trocar de nouvelle espèce le long de ce doigt, j'enfonçai cet instrument d'arrière en avant, à travers la cloison recto-vésicale, passant immédiatement derrière et sur la prostate. Une grande quantité d'urine flua incontinent par la canule élastique. Celle-ci fut convenablement assujettie, et le malade, comme rendu à la vie, se livra aussitôt à un long et paisible sommeil.

Dans le courant du jour suivant seulement nos confrères de Genève arrivèrent, c'est-à-dire environ dix heures après moi. Nous essayâmes de nouveau de sonder par l'urètre, et alors le cathéter pénétra presque sans difficulté dans la vessie. Nous fimes quelques injections d'eau tiède qui, entrant par le pénis, sortait par la sonde du fondement, et vice versa. Bientôt nous

retirâmes du rectum cette sonde, toutefois après en
avoir placé une autre dans les voies urinaires naturelles. Cette dernière fut supprimée au dix-huitième jour;
et après cinq semaines de régime et d'autres soins
assidus, M. R. fut complètement délivré, sans le plus
petit incident.

Si l'on réfléchit aux indications urgentes et extem-
poranées qu'il s'agissait ici de remplir, sous peine de
mort, on appréciera aisément de quelle importance
peut être à chaque instant la capacité de pouvoir uti-
liser indistinctement et sans le moindre retard, les
principales attributions de la médecine et de la chirurgie. D'ailleurs, en se conformant à ces impérieuses
nécessités, on éviterait souvent de fâcheux quiproquo,
que ne peuvent presque jamais s'empêcher de com-
mettre la plupart de ceux qui requièrent notre ministère : tels, par exemple, que les habitants des campagnes, et même l'immense majorité des habitants des
villes, puis les femmes, les enfants, qui certes ne sont
point censés pouvoir distinguer le médecin du chirurgien, et réciproquement, et qui ne sont pas plus à
même de juger si le cas pathologique qu'il s'agit de
traiter est du ressort de l'un ou de l'autre.

Il est donc aussi évident que rationnel que jamais
la scission de l'art ne pourra être admissible dans
l'immense majorité des cas pathologiques qui se rencontrent dans les différentes occurrences de la pratique.

CONSIDÉRATIONS GÉNÉRALES

Disons encore deux mots à l'appui de l'opinion que nous venons d'émettre, et avec d'autant plus de conviction que nous sommes à même de prouver péremptoirement tout le mérite de l'assertion suivante :

Chez nous, par exemple, dans un rapport judiciaire, s'agit-il d'une plaie? le meilleur expert, le plus habile docteur en médecine apprendra bientôt que son jugement est incompétent pour établir juridiquement si la blessure peut avoir des conséquences graves ou non ; le juge du mandement lui signifiera sérieusement que, d'après des instructions du fisc, il faut à tout prix trouver un homme qui puisse se dire chirurgien, gradué ou non, pour décider la question et contrôler la signature du docteur.

D'autre part, s'agit-il d'expulser, de mitiger ou d'analyser un principe venimeux ou vénéneux, et d'en rédiger un procès-verbal? que pourra alors légalement le chirurgien?

Ceci nous conduit encore tout naturellement à réclamer contre les inconvénients majeurs de la défense expresse faite à tout praticien de pouvoir être muni des principaux médicaments, afin de pouvoir les administrer dans des cas pressants et extraordinaires, comme quand on est appelé de nuit, sinon en ville, du moins dans les campagnes, dans des lieux éloignés et dépourvus de toutes ressources thérapeutiques, en un mot, dans une infinité de cas déjà signalés dans cet opuscule, sauf toutefois la condition formelle de tirer ces mêmes remèdes tout conditionnés de chez le pharmacien.

Ajoutons à ces justes réclamations une autre anomalie non moins flagrante dans l'exercice de notre art : je veux parler des Sœurs actuellement établies dans presque toutes les communes, sous le louable prétexte d'y enseigner les filles, d'y soigner les malades, les pauvres en particulier ; mais qui, étendant plus loin leurs attributions ou leurs prérogatives, s'y érigent assez souvent, mais abusivement, en médecins, et même en pharmaciens, pour toutes les conditions indistinctement.

Si ces excellentes institutrices, si louables d'ailleurs à tous autres égards, agissaient ici sous la direction d'un médecin compétent, il n'y aurait dans leur conduite que sagesse et bienfaisance d'une part, et de l'autre qu'avantage réel pour la société ; mais souvent il en est tout autrement.

Procédant en effet, d'abord sans mission légitime, ensuite absolument sans connaissance de cause ; ne consultant pour l'ordinaire que leur zèle mal entendu, s'étayant sur une prétendue parcimonie en faveur de l'indigent, mais qui, presque constamment, est beaucoup plus préjudiciable qu'avantageuse aux particuliers, elles ne peuvent que compromettre la vie des malades.

On convient bien généralement que les Sœurs sont partout d'une ressource providentielle pour la moralité, pour la bonne tenue et l'éducation religieuse des jeunes filles, etc. ; mais si malheureusement elles veulent sortir des attributions qui leur sont dévolues, pour s'aventurer spontanément dans le domaine de la thérapeutique, en saignant, purgeant, etc., à tort et à travers, sans appréciation de la nature du mal, c'est évidemment se jouer de la médecine ; c'est naviguer au gré des vents, c'est méconnaitre les droits de l'humanité et de l'ordre social. C'est dans de telles circonstances que le curé du lieu où surgissent ces abus, et qu'elles ne manquent guère de consulter, pourrait charitablement les rappeler à leur devoir. Dans certaines localités, rares, à la vérité, il en est encore tout autrement : on s'enhardit d'une frivole lecture de *la Médecine sans Médecin*, et l'on se croit en droit d'éloigner le médecin légal, de donner des consultes, etc.

Que si, d'après de semblables procédés, il surgit de graves mésaventures, et qu'en désespoir de cause on ait recours au praticien de droit ; celui-ci alors, presque toujours appelé trop tard, n'a plus qu'à gémir de l'indigne abus qu'on fait de son ministère, et surtout de l'atteinte mortelle qu'on porte ainsi impunément au plus sacré des droits de l'humanité.

Que n'aurions-nous pas à dire aussi, et à de bien

plus fortes raisons, sur les charlatans et les médicas-
tres de toutes espèces qui surgissent partout avec une
audace imperturbable ! Mais les limites que nous nous
sommes imposées ici ne nous permettent pas d'entrer
dans de tels détails. D'ailleurs, c'est une question qui
se rattache à la police médicale, ainsi qu'à quelques-
unes des mille considérations toutes plus ou moins
plausibles, pour démontrer, je ne dirai pas l'oppor-
tunité, mais l'urgence qu'il y aurait de modifier nos
règlements sur la matière.

Nos gouvernants législateurs oublient trop que
l'homme de l'art, avant d'être en carrière, a souvent
employé la moitié de sa fortune, d'abord pour des
études préliminaires, ensuite pour des connaissances
plus étendues, pour de pénibles examens et des diplômes. Ces messieurs perdent trop de vue qu'en tolé-
rant de telles infractions, le vrai médecin se voit frustré
des droits que semblaient lui assurer les lois ; car alors
elles ne sont plus réellement pour lui qu'illusion et
complète déception.

Maintenant, que penser de la singulière idée qu'ont
eue ces messieurs, de venir encore renchérir sur une
aussi déplorable situation, en votant une taxe annuelle
sur nos patentes déjà acquises au prix de tant de sa-
crifices?

Après cette digression, je m'empresse de revenir à
mon sujet, pour le terminer, toutefois après deux
mots de réplique à ceux qui ont allégué que la plénitude des connaissances médicales était inaccessible à
la capacité d'un seul homme.

Ici il faut distinguer ce qui n'est purement qu'accessoire, professoral, de goût spécial et de luxe, de ce qui est absolument indispensable pour la pratique ; et sans entrer dans de minutieux développements à ce sujet, il nous suffira de dire d'une manière sommaire que, s'il est vrai qu'il est comme impossible à un amateur de connaître à fond toutes les différentes branches qui se rattachent à l'art de guérir, au moins peut-il aisément se familiariser avec tout ce qu'il est indispensable qu'il sache sur l'anatomie, sur la physiologie et la thérapeutique, pour être à même de pratiquer honorablement et consciencieusement dans les deux principales branches de cette science.

Ne sait-on pas que quand, avant d'être admis à pâlir sur les cadavres de nos amphithéâtres académiques, le jeune candidat se trouve pourvu, dans les lettres et les sciences, d'une instruction régulière et positive, rien ne ralentit son zèle, rien ne le rebute, et bientôt on le voit briller dans de sévères examens, et pouvoir ensuite attester à ses concitoyens qu'il a réellement mérité par son travail le titre respectable qu'il va porter au milieu d'eux ? Que dis-je ? ses études, ses connaissances s'étendant à tout, pour ainsi dire ; son esprit est propre à presque tous les travaux, et peut même, du moins pour certaines capacités privilégiées, s'étendre, non-seulement à la possession des connaissances suffisantes de l'art entier, mais briller encore dans d'autres sciences, qui, pour être étrangères à ce même art, n'en sont pas moins chères à la société.

C'est ainsi que , depuis Hippocrate et St-Luc jusqu'à Locke et Lycurgue , depuis Aristote et Copernic jusqu'à Galilée et Linæus , etc. , il n'est presque nulle branche des sciences ni de la plus haute philosophie qui n'ait dû à ces patriarches de notre hiérarchie , ou à leurs disciples , les plus belles découvertes dont puissent s'honorer les humains.

Je crois avoir suffisamment démontré , dans mes trois chapitres, que l'histoire, la théorie et la pratique proclament d'une manière unanime l'inséparabilité de la médecine et de la chirurgie. Si j'avais le talent d'écrire , et qu'une pratique moins active m'en laissât le loisir , j'aurais pu rédiger ce travail d'une manière plus complète et plus lucide. Je comprends que le zèle seul ne peut suppléer à l'érudition , ni au génie. Je réclame donc l'indulgence du lecteur.

Quoi qu'il en soit, admirateur jaloux de la gloire des lettres , ainsi que des grands maîtres des sciences physiques et naturelles, qu'il me soit au moins permis de faire les vœux les plus ardents et les plus sincères pour l'abrogation de l'espèce de schisme qui tend encore à désorganiser la médecine , cette science sublime , cet art qui adoucit toujours nos maux et qui suspend si souvent les coups de la mort.

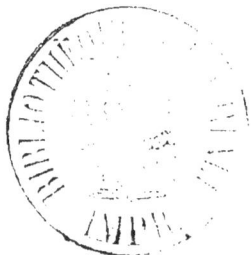